ACTUALIZACIÓN OZÉMPICA

LOS NUEVOS POTENCIALES DE OZEMPIC EN LA PÉRDIDA DE PESO Y EL MANEJO DE LA DIABETES

Dr Jessie Morgan

Table of Contents

CAPÍTULO 1 5

UNA INTRODUCCIÓN A OZEMPIC: UNA SINOPSIS DETALLADA 5

CAPITULO 2 9

MÉTODO DE ACCIÓN: REVELANDO EL SECRETO DE LA PÉRDIDA DE

PESO. 9

CAPÍTULO 3 19

LA REVOLUCIÓN EN EL TRATAMIENTO DE LA DIABETES: EL EFECTO DE

OZEMPIC EN EL CONTROL DEL AZÚCAR EN SANGRE 19

CAPÍTULO 4 29

EFICACIA CLÍNICA: ANÁLISIS DE LOS RESULTADOS DE LOS ENSAYOS Y

APLICACIONES PRÁCTICAS. 29

CAPÍTULO 5 44

GESTIONAR LA SEGURIDAD: EVALUAR CONSECUENCIAS Y PELIGROS

POTENCIALES 44

CAPÍTULO 6 58

Más allá de las estadísticas: historias y experiencias de pacientes 58

CAPÍTULO 7 75

Mejora de los regímenes terapéuticos: integración de Ozempic con modificaciones del estilo de vida 75

CAPÍTULO 8 91

Fronteras futuras: estudios continuos y posibles avances 91

CAPÍTULO 9 108

Perspectivas de los profesionales de la salud: comprender la integración olímpica 108

CAPÍTULO 10 123

Todo lo que necesitas saber antes de usar Ozempic.......123

CAPÍTULO 11 137

El impacto de Ozempic en el rostro. 137

Capítulo 1

Una introducción a Ozempic: una sinopsis detallada

Para quienes luchan contra los problemas gemelos de la diabetes y la obesidad, Ozempic, un nuevo fármaco en el campo del tratamiento de la diabetes y el control del peso, ha demostrado ser una herramienta revolucionaria. Esta investigación en profundidad tiene como objetivo aclarar los aspectos complejos de Ozempic examinando su modo de acción, eficacia terapéutica, historial de seguridad y efectos significativos en la vida de los pacientes.

Como agonista del receptor del péptido 1 similar al glucagón (GLP-1 RA), Ozempic afecta la producción de insulina y el control del azúcar en sangre a un nivel biológico complejo. Su modo de acción apunta no sólo a la pérdida de peso sino también al control del azúcar en sangre, lo que lo distingue en la industria farmacéutica por su doble beneficio único.

Este viaje de campo a Ozempic cubrirá ensayos clínicos y resultados prácticos, proporcionando una evaluación en profundidad de su eficacia en una variedad de datos demográficos de pacientes. Consideraremos los riesgos y efectos secundarios al revisar el perfil de seguridad, asegurándonos de que los pacientes y los proveedores de atención médica lo comprendan claramente.

Pero Ozempic es más que un simple producto farmacéutico: es un salvavidas para las personas con diabetes. Examinaremos el lado humano de Ozempic y resaltaremos sus efectos palpables en la vida diaria y el bienestar general a través de la lente de historias y experiencias de pacientes.

Exploraremos cómo se puede combinar Ozempic con modificaciones en el estilo de vida en la búsqueda de una atención integral de la diabetes, brindando orientación sobre la mejor manera de implementar regímenes de tratamiento. Anticipando direcciones futuras en diabetes y control de peso, esta encuesta analizará los estudios actuales y los posibles avances.

Buscamos ofrecer información matizada sobre la integración de Ozempic en métodos de tratamiento más integrales al incluir las perspectivas de especialistas médicos. Además, sin empoderar a los pacientes a través de materiales educativos y sistemas de apoyo, que fomenten un sentido de comunidad y conocimiento compartido, este viaje no sería posible.

Venga a echar un vistazo en profundidad a Ozempic, una combinación esperanzadora de ciencia y compasión que está marcando una diferencia significativa en las vidas de las personas con diabetes y obesidad.

Capitulo 2

Método de acción: revelando el secreto de la pérdida de peso.

El sorprendente efecto de pérdida de peso de Ozempic se debe a una compleja interacción de procesos biológicos coordinados a nivel molecular, lo que resulta en cambios significativos en el control metabólico. Esta investigación en profundidad examinará las complejas vías por las que actúa Ozempic, un agonista del receptor del péptido 1 similar al glucagón (GLP-1 RA), proporcionando información sobre los procesos subyacentes a la pérdida de peso y al control del azúcar en sangre.

Agonismo del receptor GLP-1: inicio de la sinfonía metabólica

La capacidad de Ozempic para imitar los efectos del péptido 1 similar al glucagón, una hormona producida naturalmente en los intestinos, es fundamental para su eficacia. Ozempic interactúa con los receptores GLP-1, que se encuentran principalmente en el cerebro y el páncreas, cuando se administra. Este inicio desencadena una sinfonía metabólica, organizando una secuencia de acciones vitales para controlar el azúcar en sangre y promover la pérdida de peso.

Mejora de la producción de insulina: armonización de la dinámica de la glucosa

Mejorar la liberación de insulina de las células beta pancreáticas es una parte crucial del funcionamiento de Ozempic. Este aumento en la síntesis de insulina mejora la absorción de glucosa por las células, lo que reduce los niveles de azúcar en sangre. La regulación del azúcar en sangre se ve facilitada por la danza coordinada de la insulina y la glucosa, lo que reduce la hiperglucemia característica de la diabetes.

Liberación reducida de glucagón: disminuye la sobreproducción de glucosa.

Ozempic actúa como freno a la liberación de glucagón, una hormona que hace que el hígado cree glucosa, además de su función de secretar insulina. Ozempic controla la sobreproducción de glucosa bloqueando el glucagón, lo que ayuda a que los niveles de azúcar en sangre vuelvan a la normalidad. Este efecto recíproco sobre el glucagón y la insulina constituye un equilibrio dinámico esencial para el control de la diabetes.

Vaciado gástrico pospuesto: ajuste de la absorción de nutrientes

Ozempic ejerce control sobre los procesos gástricos, extendiendo su influencia más allá del páncreas. El estómago se vacía más lentamente, lo que hace que los nutrientes se absorban más gradualmente en la sangre. Este control del vaciado del estómago no sólo ayuda a mantener la sensación de saciedad, sino que también es fundamental para el control del peso ya que reduce el exceso de calorías.

Impacto del sistema nervioso central: regulación del apetito.

Ozempic también tiene un efecto sobre el sistema nervioso central, interactuando con los circuitos neuronales que controlan el apetito. Ozempic suprime el apetito alterando los neurotransmisores y las vías de señalización, lo que reduce la cantidad de alimentos consumidos. Una de las principales causas de pérdida de peso observada en pacientes que reciben el medicamento Ozempic es esta regulación cerebral.

Activación del tejido adiposo pardo: aumento del consumo calórico

Un aspecto fascinante de cómo funciona Ozempic es que estimula el tejido adiposo marrón (BAT). La capacidad de la grasa parda para producir calor quemando calorías la distingue de la grasa blanca. Ozempic favorece el "oscurecimiento" de la grasa blanca, transformándola en grasa parda fisiológicamente activa. Este evento aumenta la cantidad de calorías quemadas, lo que contribuye a la pérdida total de peso corporal.

Efecto sobre las hormonas de la saciedad: regulación de la leptina y la grelina.

Ozempic también afecta la forma en que se modulan las hormonas de la saciedad, como la grelina y la leptina. La grelina aumenta el hambre, mientras que la leptina, producida por las células grasas, le indica al cerebro cuándo una persona se siente llena. Al mejorar las señales de saciedad y reducir las señales de hambre, Ozempic ayuda a reequilibrar esta interacción hormonal y promueve una estrategia de pérdida de peso a largo plazo.

Manejo de la inflamación metabólica mediante modulación inflamatoria.

Además de vías metabólicas específicas, Ozempic exhibe cualidades antiinflamatorias. La resistencia a la insulina y la obesidad se correlacionan con una inflamación crónica de bajo grado. La forma en que Ozempic maneja la inflamación es una parte clave de su enfoque multimodal para el control del peso, ya que mejora la sensibilidad a la insulina y la salud metabólica.

Ajustes a largo plazo: pérdida de peso mantenible

Es importante señalar que los beneficios de Ozempic se extienden más allá de las primeras etapas del tratamiento. Los estudios realizados durante un período prolongado indican que la inducción de cambios metabólicos de Ozempic puede desempeñar un papel en el mantenimiento de la pérdida de peso, lo que lo convierte en una opción viable para las personas que buscan una solución rápida y a largo plazo para su obesidad.

Reacciones personalizadas: diversidad de resultados terapéuticos.

Aunque Ozempic ha demostrado una eficacia impresionante en diversos grupos demográficos, los resultados individuales pueden diferir. Los resultados del tratamiento son complejos y están influenciados por condiciones médicas preexistentes, elecciones de estilo de vida y factores genéticos. Los proveedores de atención médica deben ser conscientes de esta variedad para personalizar los regímenes de tratamiento y maximizar los beneficios de Ozempic para cada paciente.

Consideraciones de seguridad: sopesar los beneficios frente a los riesgos

Se deben considerar los riesgos de seguridad a medida que exploramos los complejos mecanismos subyacentes al impacto de Ozempic en la pérdida de peso. Aunque Ozempic generalmente se tolera bien, puede causar efectos negativos, al igual que otros medicamentos. Los profesionales de la salud deben equilibrar los importantes beneficios del control de la glucemia y la pérdida de peso con efectos adversos como náuseas, problemas gastrointestinales y casos poco comunes de pancreatitis.

Perspectivas de futuro: desarrollar conocimientos e innovaciones

Examinar cómo funciona Ozempic proporciona una visión momentánea del campo en evolución de la investigación sobre la diabetes y la obesidad. La investigación actual se esfuerza por descubrir más sutilezas, revelando potencialmente otras dimensiones del impacto de Ozempic. Los avances en las estrategias de formulación y administración de medicamentos podrían conducir a una mayor conveniencia y cumplimiento, creando nuevas oportunidades para mejorar los resultados de los pacientes.

Ozempic funciona a través de un complejo sistema de interacciones moleculares para crear una combinación equilibrada de pérdida de peso y control del azúcar en sangre. Ozempic es un brillante ejemplo de progreso en la búsqueda de una atención integral para la diabetes, ya que ha abordado todo, desde las complejidades de la regulación de la insulina hasta la manipulación de los circuitos que regulan el apetito. El tema de la influencia de Ozempic sigue siendo relevante a medida que avanza la investigación, lo que brinda esperanza para un momento en el que la ciencia y la compasión trabajen juntas para mejorar las vidas de quienes padecen diabetes y obesidad.

Capítulo 3

La revolución en el tratamiento de la diabetes: el efecto de Ozempic en el control del azúcar en sangre

Desde la introducción de Ozempic, un agonista del receptor del péptido 1 similar al glucagón (GLP-1 RA) que cambió por completo la forma en que se aborda el control del azúcar en sangre, el campo del tratamiento de la diabetes ha experimentado un cambio revolucionario. El objetivo de esta investigación en profundidad es desentrañar los complejos mecanismos por los cuales Ozempic influye en el control glucémico, proporcionando una comprensión profunda de su función en la revolución en curso en el tratamiento de la diabetes.

Exponer el marco GLP-1 RA

Ozempic, un fármaco de la familia GLP-1 AR, funciona basándose en el péptido 1 similar al glucagón, una hormona producida naturalmente y esencial para mantener la homeostasis de la glucosa. Su agonismo en el receptor desencadena una serie de reacciones fisiológicas que representan un cambio de paradigma en el manejo de la diabetes. Al comprender las distintas funciones de Ozempic, podemos comprender su impacto revolucionario en la regulación del azúcar en sangre.

Funciones de las células beta: aumento de la liberación de insulina.

La capacidad de Ozempic para aumentar la liberación de insulina de las células beta pancreáticas es un aspecto fundamental de su efecto sobre el control del azúcar en sangre. Dado que las personas con diabetes a menudo producen cantidades insuficientes de insulina, Ozempic ayuda a respaldar esta función vital. El aumento de la secreción de insulina facilita la absorción de glucosa por las células, lo que reduce la hiperglucemia.

Control de glucagón: estabilización de la producción de glucosa.

Además de su función de secreción de insulina, Ozempic también es esencial para controlar el glucagón, la hormona que hace que el hígado cree glucosa. Ozempic trata el nivel alto de azúcar en sangre desde su origen previniendo la liberación excesiva de glucagón, lo que ayuda a promover un enfoque más holístico e integral para el control del azúcar en sangre.

Manejo del azúcar en sangre posprandial: manejo de los picos

Ozempic tiene un efecto sobre la regulación del azúcar en sangre posprandial además del azúcar en sangre en ayunas. Se dirige deliberadamente a los aumentos de azúcar en sangre después de las comidas, que son una parte crucial del control de la diabetes. Ozempic ayuda a estabilizar los niveles de glucosa posprandial ajustando la tasa de absorción de alimentos, lo que da como resultado un perfil de azúcar en sangre más consistente.

Inhibición de SGLT-2: un método combinatorio

Ozempic ha permitido un gran avance en el tratamiento de la diabetes que va más allá de su mecanismo primario. En una sinergia particular, Ozempic inhibe el cotransportador 2 de sodio-glucosa (SGLT-2) además de su efecto GLP-1 RA. Este proceso dual no sólo compensa la deficiencia de insulina, sino que también aumenta la capacidad de los riñones para excretar glucosa, abriendo así otra vía para el control de la glucemia.

Beneficios de cardiología: más allá del control de la glucosa en sangre

Los beneficios de Ozempic van más allá de los objetivos glucémicos convencionales e incluyen beneficios cardiovasculares. Se ha demostrado en ensayos clínicos que Ozempic reduce los eventos cardiovasculares adversos graves, lo que lo convierte en una herramienta valiosa para el control de la diabetes, especialmente en personas con alto riesgo. Ozempic se posiciona como un actor importante en la atención integral de las personas con diabetes gracias a su estrategia multidimensional.

Resultados centrados en el paciente: mejora de la calidad de vida

Más allá de los resultados de las pruebas de laboratorio, el verdadero valor de Ozempic puede demostrarse mediante mejoras observables en la calidad de vida de los pacientes. Un mejor control del azúcar en sangre conduce a menos síntomas de diabetes, como aumento de la sed y cansancio. En consecuencia, esto mejora la calidad de vida de las personas al permitirles participar plenamente en las actividades diarias sin verse obstaculizados por una diabetes no controlada.

Planes de atención personalizados: atención personalizada

Teniendo en cuenta la variedad de diabetes y las necesidades individuales de cada paciente, Ozempic ofrece regímenes de tratamiento personalizados. Los proveedores de atención médica pueden personalizar el control glucémico de cada paciente ajustando las dosis y teniendo en cuenta factores adicionales como el estilo de vida y las comorbilidades. Este método personalizado ofrece una forma sofisticada y práctica de controlar la diabetes, rompiendo con el paradigma único para todos.

Efectividad en el mundo real: lecciones de la práctica clínica

Existen otros entornos fuera de los estudios clínicos controlados en los que Ozempic afecta el control glucémico. Los estudios del mundo real y los datos observacionales ofrecen información valiosa sobre su eficacia en diversas poblaciones de pacientes. Los resultados antes mencionados refuerzan la durabilidad de los beneficios glucémicos de Ozempic en entornos clínicos habituales, lo que refuerza su avance en el tratamiento de la diabetes.

Perfil de seguridad: hacer malabarismos entre riesgo y eficiencia

Las precauciones de seguridad son cruciales, como ocurre con cualquier medicamento. Los profesionales sanitarios deben controlar cualquier efecto secundario, como malestar gastrointestinal y casos poco frecuentes de pancreatitis, aunque Ozempic normalmente se tolera bien. Se garantiza un enfoque equilibrado mediante una evaluación cuidadosa del perfil de seguridad, que equilibra los daños potenciales con los beneficios significativos del control de la glucemia.

De cara al futuro: avances en el control de la diabetes

Los avances futuros en el tratamiento de la diabetes son posibles gracias al efecto de Ozempic sobre el control glucémico. La investigación actual tiene como objetivo dilucidar otros aspectos de su impacto, lo que podría conducir al descubrimiento de nuevos enfoques para mejorar los resultados terapéuticos. La incorporación de Ozempic al desarrollo de algoritmos de atención para la diabetes presagia un momento en el que nuevos tratamientos reescribirán por completo las reglas de la atención médica.

Empoderamiento y educación del paciente: construcción de relaciones sólidas

El empoderamiento y la educación del paciente son elementos clave de la revolución en la atención de la diabetes facilitada por Ozempic. Comprender cómo funciona Ozempic permite a las personas desempeñar un papel activo en su atención y tomar decisiones informadas sobre su salud. Los grupos de apoyo y los materiales educativos son esenciales para fomentar un enfoque de equipo en el cuidado de la diabetes.

En conclusión, la influencia duradera de Ozempic

En resumen, Ozempic está liderando una revolución en el tratamiento de la diabetes que va más allá del pensamiento convencional y proporciona una estrategia integral de control del azúcar en sangre. Ozempic representa un avance significativo en el campo del control de la diabetes, ya que proporciona varios beneficios para la salud, como una mejor secreción de insulina, una mejor regulación posprandial del azúcar en sangre y una mejor salud cardiovascular. A través de un método revolucionario de control del azúcar en sangre, la influencia duradera de Ozempic proporciona un futuro en el que las personas con diabetes pueden afrontar su viaje con confianza a medida que el campo del cuidado de la diabetes continúa evolucionando.

Capítulo 4

Eficacia clínica: análisis de los resultados de los ensayos y aplicaciones prácticas.

La eficacia clínica es la piedra angular de cualquier intervención médica. En el caso de Ozempic, un agonista del receptor del péptido 1 similar al glucagón (GLP-1 RA), se puede obtener una comprensión profunda de su influencia analizando tanto ensayos bien controlados como resultados del mundo real. Esta investigación profundiza en los detalles de los estudios clínicos, destacando el intenso escrutinio científico al que se sometió Ozempic y luego centra su atención en situaciones del mundo real donde los resultados de los pacientes están en juego.

Experimentos controlados: revisión científica meticulosa

Iniciación y Concepción: Los ensayos controlados aleatorios (ECA) son un primer paso común en las evaluaciones de eficacia clínica, y Ozempic no es una excepción. El diseño riguroso de estos estudios, así como los criterios precisos de inclusión y exclusión, garantizan la validez y confiabilidad de los resultados.

Cohortes de patients : Para replicar la población real afectada por la diabetes, las pruebas olímpicas suelen incluir un grupo diverso de pacientes. Se garantiza que los resultados serán generalizables y aplicables a una amplia gama de personas debido a su naturaleza inclusiva.

Principales criterios de evaluación: En los ensayos se utilizan criterios de valoración primarios claramente definidos para evaluar la eficacia de Ozempic. Estos implican frecuentemente parámetros como la pérdida de peso, la reducción de la hemoglobina glucosilada (HbA1c) y, cada vez más, consecuencias cardiovasculares. La naturaleza diversa de estos parámetros refleja el efecto general que Ozempic busca tener en el control de la diabetes.

Duración de los estudios: Los ensayos clínicos tienen diferentes duraciones y ofrecen información sobre los impactos inmediatos y a largo plazo. Los ensayos a largo plazo proporcionan información sobre perfiles sostenidos de eficacia y seguridad, mientras que los estudios a corto plazo registran las respuestas de forma inmediata.

Análisis comparativos: La eficacia relativa de Ozempic en situaciones particulares se demuestra en algunos ensayos que lo comparan con otros fármacos antidiabéticos. En la práctica clínica, la evaluación comparativa respalda la toma de decisiones basada en evidencia.

Manejo de la glucemia: un resultado principal

Reducción de HbA1c: Uno de los principales objetivos de los ensayos Ozempic es reducir la HbA1c, uno de los principales indicadores del control del azúcar en sangre. Alcanzar y mantener los niveles objetivo a lo largo del tiempo es el objetivo además de alcanzarlos. La eficacia de Ozempic en el control de los niveles de azúcar en sangre ha sido demostrada repetidamente por su capacidad para reducir los niveles de HbA1c.

Reducción de la glucemia en ayunas (FPG): Los estudios también están evaluando el efecto de Ozempic sobre los niveles de glucosa en plasma en ayunas, proporcionando información sobre cómo regula los niveles de azúcar en sangre entre comidas y durante el ayuno.

Control posprandial del azúcar en sangre: Un factor importante a considerar es la capacidad de Ozempic para regular eficazmente los niveles de glucosa posprandial, además del azúcar en sangre en ayunas. Mantener bajo control las variaciones de glucosa después de las comidas ayuda a mantener la estabilidad glucémica general.

Enfoques de tratamiento individualizados: A la luz de la variabilidad de la diabetes, los ensayos exploran con frecuencia la personalización de los regímenes de tratamiento. Este enfoque matizado, que personaliza las intervenciones para satisfacer las necesidades específicas de cada paciente, es parte de la tendencia más amplia hacia la medicina personalizada.

Controlar el peso: dos ventajas

Pérdida de peso: Ozempic destaca por sus dos beneficios a la hora de ayudar en la pérdida de peso. Los ensayos clínicos siguen cuidadosamente los cambios en el peso corporal para determinar cuánto peso se pierde y si persistirá durante el tratamiento.

Indicadores de adiposidad: Los ensayos pueden examinar cambios en los indicadores de adiposidad además del peso total, distinguiendo entre cambios en la masa magra y la grasa. Comprender esta dinámica ayuda a comprender el efecto de Ozempic en la composición corporal de una manera más compleja.

Resultados cardiovasculares: exceder los límites glucémicos

Estudios sobre parámetros cardiovasculares: Debido a que la diabetes y la salud cardiovascular están estrechamente relacionadas, con frecuencia se incluyen estudios de criterios de valoración cardiovasculares en las pruebas olímpicas. Estos estudios evalúan eventos cardiovasculares adversos mayores (MACE) y brindan información sobre el efecto general del fármaco en los resultados cardiovasculares.

Presión arterial y perfiles lipídicos: Los ensayos que investigan el impacto de Ozempic en la presión arterial y los perfiles de lípidos se extienden más allá de MACE. Estas medidas proporcionan una imagen integral de los beneficios cardiovasculares de la gestión del riesgo cardiovascular y son elementos esenciales de la misma.

Resultados reales: reducir la distancia.

Aunque los estudios controlados proporcionan un marco sistemático y regulado para evaluar la eficacia, los resultados del mundo real sirven como vínculo con la implementación práctica de Ozempic en diversos entornos clínicos.

Efectividad en la práctica clínica habitual: La eficacia de Ozempic en la práctica clínica habitual está respaldada por datos del mundo real, que tienen en cuenta las complejidades y dificultades que encuentran los pacientes y los profesionales sanitarios fuera del marco cuidadosamente regulado de los ensayos clínicos.

Diversidad de pacientes: En escenarios del mundo real se incluye una gama más amplia de pacientes, incluidos aquellos con comorbilidades y diferentes niveles de cumplimiento del plan de tratamiento. Esta variabilidad permite una comprensión más detallada de los efectos de Ozempic en diversos datos demográficos de los pacientes.

Seguimiento a largo plazo: Los resultados del mundo real proporcionan una comprensión más profunda de los impactos a largo plazo de Ozempic y una perspectiva dinámica sobre su seguridad y eficacia durante períodos de tiempo más largos.

Adherencia y persistencia: En las evaluaciones del mundo real, se destacan aspectos como el cumplimiento del paciente y la perseverancia con el tratamiento con Ozempic. Es más fácil establecer métodos para mejorar la continuidad del tratamiento y optimizar los resultados cuando somos conscientes de las barreras que impiden la adherencia.

Utilización de recursos sanitarios: una perspectiva global

Complicaciones reducidas: La evidencia empírica destaca con frecuencia la influencia más amplia de Ozempic en el alivio de las complicaciones asociadas con la diabetes. Esto proporciona una imagen general de su eficacia para reducir las hospitalizaciones, las visitas a las salas de emergencia y otros usos de los recursos sanitarios.

Consideraciones económicas de salud: Las evaluaciones económicas de la salud consideran resultados del mundo real además de los criterios clínicos. Debe evaluarse la rentabilidad de Ozempic en el tratamiento de rutina para que los sistemas de salud y los legisladores puedan asignar recursos de manera efectiva.

Un perfil de seguridad en entornos prácticos

Eventos adversos y tolerancia: Fuera del entorno cuidadosamente regulado de los ensayos clínicos, los datos del mundo real ofrecen información importante sobre el perfil de seguridad de Ozempic. Al evaluar su impacto práctico, los eventos adversos, la tolerabilidad y el manejo de los efectos secundarios se convierten en factores cruciales.

Análisis en profundidad de riesgo-beneficio: El entorno del mundo real permite un análisis exhaustivo de riesgos y beneficios que tiene en cuenta la seguridad y eficacia de Ozempic. Los profesionales sanitarios se guían en su proceso de toma de decisiones por esta evaluación detallada, en función de las necesidades de cada paciente.

Obstáculos y puntos a considerar

Generalizabilidad: Aunque los resultados prácticos ofrecen información invaluable, su generalización puede plantear problemas. Es necesaria una evaluación cuidadosa de los datos debido a las variaciones en los grupos de pacientes, los procedimientos de atención médica y las disparidades geográficas.

Estandarización y calidad de datos: Es difícil garantizar que los datos del mundo real estén estandarizados y sean de alta calidad. Las evaluaciones confiables dependen fundamentalmente de los esfuerzos para mejorar la coherencia y la integridad de los datos en diversos entornos de atención médica.

Planes futuros: ampliar la base de evidencia

La vigilancia post-comercialización: La vigilancia poscomercialización desempeña un papel crucial en la evaluación continua de la seguridad y eficacia de Ozempic a medida que se integra en la práctica clínica. Esta observación del mundo real refuerza nuestra creciente comprensión de sus efectos a largo plazo.

Integración en las pautas de tratamiento: Ozempic está posicionado para una posible inclusión en las pautas de tratamiento de la diabetes basándose en la evidencia acumulada de estudios clínicos y resultados del mundo real. Su influencia sobre cómo se gestionará la atención de la diabetes en el futuro se ve reforzada por directrices respaldadas por datos sólidos.

Atención centrada en el paciente: el objetivo final

La atención centrada en el paciente es el objetivo final de las pruebas de eficacia clínica, ya sea que los ensayos se realicen bajo control estricto o en entornos del mundo real. El viaje de Ozempic desde los ensayos clínicos hasta la implementación práctica significa un cambio de paradigma en el cuidado de la diabetes con un enfoque en el bienestar del paciente además del control del azúcar en sangre. Ozempic es un testimonio de la búsqueda incesante de la eficacia al atender a los pacientes que navegan por el difícil terreno de la diabetes a medida que crece el conjunto de datos y se multiplican las experiencias del mundo real.

Capítulo 5

Gestionar la seguridad: evaluar consecuencias y peligros potenciales

Los profesionales de la salud deben navegar por el panorama de seguridad de todos los medicamentos y, en el caso del agonista del receptor del péptido 1 similar al glucagón (GLP-1 RA) Ozempic, esto requiere una comprensión del perfil de seguridad del fármaco. El objetivo de esta investigación en profundidad es proporcionar una visión matizada del panorama de seguridad de Ozempic al profundizar en las complejidades de la evaluación de riesgos y efectos secundarios de la prescripción. Se examinarán datos de ensayos clínicos y escenarios del mundo real.

Factores fundamentales de seguridad

Método de acción: Es importante comprender el método de acción de Ozempic antes de observar los efectos secundarios específicos. Ozempic regula el glucagón, la secreción de insulina y el vaciado del estómago como GLP-1 RA. Estos actos prevén tanto posibles efectos adversos como beneficios terapéuticos.

Selección y seguimiento de pacientes: elegir a los pacientes adecuados es el primer paso para garantizar la seguridad de Ozempic. Para establecer la idoneidad, los expertos en atención médica consideran variables como condiciones preexistentes, interacciones medicamentosas y salud general. Durante todo el tratamiento, el seguimiento rutinario contribuye a la identificación temprana y al control de posibles problemas.

Ensayos clínicos: divulgación de características de seguridad

Monitoreo estricto y ambientes controlados: los ensayos clínicos brindan un monitoreo estricto y un ambiente controlado para las evaluaciones de seguridad. Un seguimiento estricto garantiza que los incidentes adversos se registren metódicamente, lo que permite una evaluación exhaustiva del perfil de seguridad de Ozempic.

Efectos secundarios comunes: las investigaciones indican que las náuseas, los vómitos y las molestias gastrointestinales son efectos secundarios comunes. Evaluar la influencia de estos efectos secundarios en el cumplimiento del tratamiento y la salud general requiere comprender su frecuencia y gravedad.

Consideraciones sobre pancreatitis: cuando se utilizan AR GLP-1, la pancreatitis es un posible riesgo. Los ensayos clínicos evalúan este riesgo metódicamente y proporcionan información sobre la frecuencia y las características de los incidentes de pancreatitis en pacientes que toman Ozempic.

Riesgo de hipoglucemia: los ensayos clínicos evalúan cuidadosamente este factor, aunque los AR GLP-1 como Ozempic tienen un riesgo reducido de hipoglucemia en comparación con otros medicamentos para la diabetes. La optimización del plan de tratamiento se facilita educando a los profesionales sanitarios sobre la posibilidad de hipoglucemia.

Pruebas de seguridad cardiovascular: Las pruebas integrales de seguridad cardiovascular son una característica de las pruebas olímpicas, dada la correlación entre la diabetes y la salud cardiovascular. Estos estudios avanzan en nuestro conocimiento de su influencia en los eventos cardiovasculares adversos mayores (MACE) y las consecuencias asociadas.

Monitoreo de la función renal: una de las preocupaciones de seguridad más importantes con Ozempic es cómo afecta la función renal. Los ensayos evalúan alteraciones en los marcadores de salud renal para garantizar una comprensión profunda de su influencia en la función renal.

Seguridad práctica: llenar el vapor

Diversas poblaciones de pacientes: los datos de seguridad de aplicaciones del mundo real brindan información valiosa sobre la efectividad de un medicamento en una variedad de poblaciones de pacientes que a menudo no se incluyen en los estudios clínicos. Comprender esta variación es esencial para tener una visión más amplia de la seguridad.

Perfiles de seguridad a largo plazo: los datos del mundo real nos ayudan a comprender los perfiles de seguridad a largo plazo de medicamentos como Ozempic, aunque los ensayos clínicos proporcionan información sobre la seguridad a corto plazo. Esta vista ampliada le ayuda a detectar posibles problemas de seguridad que pueden surgir con el uso continuo.

Consideraciones de comorbilidad: las personas con muchas comorbilidades frecuentemente participan en eventos del mundo real. Los profesionales de la salud deben evaluar la seguridad a la luz de estas condiciones comórbidas para personalizar los regímenes de tratamiento para satisfacer los requisitos específicos de cada paciente.

Eventos adversos y tolerancia.

Síntomas gastrointestinales: Los síntomas gastrointestinales comunes relacionados con Ozempic incluyen náuseas y vómitos. Para controlar estos síntomas y maximizar la tolerancia, es esencial comprender su frecuencia, duración e impacto en la vida diaria de los pacientes.

Pancreatitis y seguridad pancreática: un problema con los AR GLP-1 es la posibilidad de pancreatitis. Los datos del mundo real ayudan a informar los análisis de riesgo-beneficio y proporcionan una comprensión más completa del vínculo entre la aparición de pancreatitis y los eventos Ozempic.

Hipoglucemia en la práctica: Los ejemplos del mundo real resaltan cómo puede ocurrir hipoglucemia con

Ozempic en situaciones del mundo real. Los profesionales de la salud pueden utilizar esta información para desarrollar regímenes de tratamiento que reduzcan el riesgo de episodios de hipoglucemia.

Resultados cardiovasculares en la atención de rutina: fuera de los ensayos controlados, los datos del mundo real están ampliando las evaluaciones de seguridad cardiovascular. El efecto de Ozempic sobre la salud cardiovascular general se comprende mejor cuando los resultados cardiovasculares se evalúan en entornos de atención habitual.

Uso de recursos sanitarios.

Tasas de hospitalización: el efecto de Ozempic en las tasas de hospitalización se puede entender a partir de resultados del mundo real. Una reducción de las hospitalizaciones indica una mayor seguridad, así como posibles ganancias financieras mediante un uso reducido de los recursos sanitarios.

Visitas al departamento de emergencias: las circunstancias del mundo real brindan una visión dinámica de las visitas al departamento de emergencias asociadas con el uso olímpico. Comprender mejor las causas de estas visitas ayuda a guiar las medidas destinadas a maximizar la seguridad del paciente.

Personalización de evaluaciones de seguridad

Consideraciones pediátricas y de edad: La seguridad de Ozempic en determinados grupos de edad se puede examinar más a fondo a través de datos del mundo real, que pueden diferir según el grupo de edad. Además, estudiar su aplicación en poblaciones más jóvenes mejora nuestra comprensión de los factores de seguridad a lo largo de la vida.

Efectos específicos de género: Los efectos de Ozempic pueden variar según el género de una persona, según estimaciones de seguridad del mundo real. El tratamiento personalizado se proporciona ajustando las consideraciones de seguridad en función de las respuestas específicas de género.

Dificultades en la evaluación de la seguridad.

Subnotificación en entornos del mundo real: La subnotificación de eventos adversos puede presentar desafíos para las evaluaciones de seguridad en el mundo real. Sólo se puede lograr un conjunto completo de datos de seguridad mejorando los procedimientos de presentación de informes y creando conciencia entre los proveedores.

Estandarización y calidad de los datos: Mantener la uniformidad y la calidad de los datos de seguridad del mundo real es una batalla constante. La coherencia en los procedimientos de presentación de informes establecidos mediante esfuerzos cooperativos mejora la precisión de las evaluaciones de seguridad.

Mirando hacia el futuro: cambiando el entorno de seguridad

Vigilancia poscomercialización y farmacovigilancia: estos dos aspectos importantes del seguimiento de la seguridad de Ozempic son cruciales a medida que el fármaco se integra en la atención clínica estándar. Las evaluaciones continuas contribuyen al desarrollo de una comprensión cambiante de su entorno de seguridad.

Registros de seguridad a largo plazo: al crear registros de seguridad a largo plazo, la seguridad de Ozempic en situaciones prácticas se puede monitorear continuamente. Para mejorar las evaluaciones de seguridad con el tiempo, estos registros brindan datos importantes a investigadores, reguladores y profesionales de la salud.

Juntos tomamos decisiones y educamos a los pacientes.

Las consideraciones de seguridad son esenciales para el proceso de consentimiento informado, al igual que la comunicación con el paciente. Los pacientes pueden desempeñar un papel activo en la toma de decisiones compartida cuando se mantiene una comunicación abierta y exhaustiva sobre los riesgos y posibles efectos adversos.

Recursos educativos para pacientes y profesionales sanitarios: educar a los pacientes y profesionales sanitarios sobre el perfil de seguridad de Ozempic aumenta el conocimiento de la empresa. Con esta información, ambas partes podrán decidir mejor las estrategias de tratamiento y los posibles problemas de seguridad.

Reflexiones finales: hacer malabarismos con la seguridad y la eficiencia

Las preocupaciones de seguridad de Ozempic requieren un cuidadoso equilibrio entre la necesidad de reducir los peligros potenciales y la notable eficacia del producto en el control de la diabetes. Esta investigación destaca la naturaleza dinámica de las evaluaciones de seguridad y el compromiso continuo de garantizar el bienestar de las personas que navegan por el complejo panorama de la diabetes, desde ensayos clínicos controlados hasta aplicaciones del mundo real. La evolución del panorama de seguridad resalta la importancia de la investigación continua, los enfoques centrados en el paciente y el seguimiento para maximizar el delicado equilibrio entre eficacia y seguridad, a medida que Ozempic avanza en el tratamiento de la diabetes.

Capítulo 6

Más allá de las estadísticas: historias y experiencias de pacientes

La historia de Ozempic, un agonista del receptor del péptido 1 similar al glucagón (GLP-1 RA), está significativamente influenciada por las historias y experiencias de quienes usan el medicamento para controlar su diabetes, yendo incluso más allá de las mediciones clínicas y los datos cuantitativos. Para proporcionar una imagen más compleja de cómo Ozempic afecta la vida de los afectados, esta investigación reúne aspectos cualitativos que van más allá de los datos cuantitativos para profundizar en el rico tapiz de las historias de los pacientes.

Viajes individuales: el lado humano de Ozempic

Cuentos de metamorfosis: las historias de pacientes de Ozempic a menudo comienzan con un reconocimiento de las dificultades que presenta la diabetes. Estas historias hablan de personas que navegan por las complejidades de su salud con una herramienta recién adquirida de Ozempic, con la esperanza de algo más que un simple control de la glucemia, sino una mejora general de su bienestar general.

Fomentar la acción personal: un tema recurrente en los testimonios de los pacientes es que Olympic anima a las personas a asumir la responsabilidad de su propia salud. Esto desencadena un cambio de estilo de vida que promueve mejores decisiones, más ejercicio y una reevaluación de su relación con su salud general.

Reducción de los síntomas de la diabetes: un tema común en los testimonios de pacientes es la ausencia de síntomas relacionados con la diabetes. La deshidratación, la micción abundante y el cansancio, todos signos comunes de una diabetes no controlada, disminuyen y mejoran la calidad de vida.

Mejoras en la calidad de vida.

Niveles de vitalidad y energía: además de los indicadores clínicos, los informes de los pacientes frecuentemente demuestran una mejora notable en los niveles de vitalidad y energía. Aliviar el cansancio ayuda a las personas a sentirse más enérgicas y motivadas para participar en las actividades diarias.

Estado de ánimo y salud mental: las historias de los pacientes van más allá de la salud para incluir la salud mental. Hay informes de un estado de ánimo más feliz, menos estrés y un pensamiento más agudo, lo que sugiere que Ozempic afecta la salud emocional general además del control de la diabetes.

Hábitos de sueño mejorados: la gestión mejorada del azúcar en sangre de Ozempic tiene un efecto beneficioso sobre los hábitos de sueño. En los testimonios de los pacientes se incluyen con frecuencia anécdotas sobre la mejora de la calidad del sueño, lo que destaca la influencia general en la vida diaria.

Superar obstáculos psicológicos

Miedo a las inyecciones: las primeras preocupaciones sobre los medicamentos inyectables se mencionan a menudo en las historias de los pacientes. Cuando se administra en forma de inyección una vez a la semana, Ozempic desempeña un papel crucial para ayudar a las personas a superar su fobia a recibir vacunas diarias para el tratamiento de la diabetes.

Cambio de percepción: las percepciones de las personas cambian a medida que aceptan Ozempic. Lo que al principio podría haber parecido una parte difícil del tratamiento se convierte en un hábito que pueden manejar, dándoles una sensación de poder y control sobre su salud.

Desarrollar resiliencia: Las experiencias de los pacientes resaltan la necesidad de desarrollar resiliencia frente a la diabetes. Ozempic trabaja para desarrollar la resiliencia guiando a las personas a través de los altibajos de vivir con una enfermedad crónica.

Historias de control de peso

Buena imagen corporal: Los testimonios de pacientes mencionan frecuentemente la influencia de Ozempic en el control de peso. La gente suele hablar de cómo han desarrollado una imagen corporal saludable y un mayor respeto por su cambiante trayectoria hacia la salud, que va más allá de los números de la báscula.

Cambios en la composición corporal: las experiencias de los pacientes resaltan los cambios sutiles en la composición corporal posibles gracias a Ozempic. Una estrategia integral de control de peso implica tanto preservar la masa corporal magra como reducir la grasa visceral.

Desafíos y éxitos del mundo real

Integración en la vida diaria: las historias de los pacientes brindan información sobre cómo se integra

Ozempic en las actividades diarias. Estas historias resaltan la complejidad de la atención de la diabetes fuera del entorno clínico, desde cumplir con un cronograma de medicación hasta implementar cambios en el estilo de vida.

Gestión de contextos sociales y culturales: Ozempic tiene un impacto en la vida de las personas tanto a nivel social como cultural. Las historias de los pacientes resaltan el valor de los enfoques de tratamiento individualizados al examinar cómo la medicación encaja en las interacciones sociales, las relaciones familiares y las costumbres culturales.

Flexibilidad de viajes y estilo de vida: los testimonios de los pacientes mencionan con frecuencia el estilo de vida y las opciones de viaje que ofrece Ozempic. El programa de dosificación semanal se adapta perfectamente a las apretadas agendas actuales, lo que permite a los pacientes cumplir con su plan de tratamiento incluso ante circunstancias cambiantes.

Opiniones de grupos de apoyo y cuidadores.

Historias de cuidadores: Las historias de cuidadores brindan profundidad narrativa más allá de las experiencias individuales. Los cuidadores brindan una perspectiva integral sobre los efectos del medicamento al compartir sus conocimientos para ayudar a sus seres queridos a superar los desafíos y los éxitos del control de la diabetes con Ozempic.

Dinámica de los grupos de apoyo: las dinámicas de las comunidades y los grupos de apoyo se incluyen con frecuencia en las narrativas de los pacientes. Al proporcionar un foro para asesoramiento, apoyo emocional y las experiencias de otros, estas redes resaltan la importancia de la comunidad en la historia más amplia de la atención de la diabetes.

Barreras y construcción de resiliencia

Desafíos de adherencia: las narrativas de los pacientes discuten abiertamente las dificultades de adherencia. Las personas comparten cómo superaron los desafíos para continuar tomando Ozempic de manera constante, desde ajustar inicialmente el cronograma de prescripción hasta gestionar los cambios en el estilo de vida.

perseverancia a pesar de los reveses: los testimonios de pacientes demuestran perseverancia a pesar de los reveses. Desde adaptarse a obstáculos imprevistos hasta controlar las fluctuaciones esporádicas de azúcar en sangre, las personas demuestran una dedicación persistente en su viaje hacia la salud con Ozempic.

Comunicación y toma de decisiones conjuntas.

Toma de decisiones compartida con los proveedores de atención médica: las historias individuales frecuentemente resaltan la importancia de la toma de decisiones colaborativa entre pacientes y profesionales de la salud. En el manejo de la diabetes con Ozempic, la comunicación abierta y la toma de decisiones cooperativa promueven un sentido de agencia y asociación.

Programas de educación para pacientes: la importancia de los programas educativos se destaca por las experiencias de los pacientes. Tener acceso a información detallada sobre Ozempic, incluido cómo funciona, posibles efectos secundarios y sugerencias de estilo de vida, mejora la comprensión del paciente y respalda la toma de decisiones informadas.

Continúa la autoobservación e introspección

Reflexión sobre el progreso: las reflexiones sobre el progreso son una característica común de las narrativas de los pacientes. Las personas discuten cómo el autocontrol de rutina (controlar el nivel de azúcar en la sangre y otros signos vitales) les ayuda a tener una mejor idea de su salud y les ayuda a realizar cambios continuos en su régimen de tratamiento.

Adaptación e iteración: las historias de pacientes resaltan cómo el cuidado de la diabetes es un proceso iterativo. Un hilo conductor en la historia del uso de Ozempic es el deseo de adaptarse, crecer a partir de las experiencias y realizar cambios inteligentes en los planes de tratamiento y estilo de vida.

Esperanzas y objetivos futuros

Aspiraciones de calidad de vida: la influencia de Ozempic se extiende más allá del corto plazo e incluye objetivos a largo plazo. Las personas expresan sus aspiraciones de una mejor calidad de vida, salud continua y la libertad de perseguir objetivos personales sin verse obstaculizados por una diabetes no controlada.

Empoderamiento para la salud futura: al final de las historias de los pacientes se expresa con frecuencia una sensación de empoderamiento para la salud futura. La experiencia de una persona con Ozempic se convierte en una chispa de bienestar a largo plazo, animándola a asumir un papel activo en su salud y anticipar un futuro libre de las limitaciones de una diabetes no controlada.

La relación entre historias y números.

Validación cuantitativa: los marcadores cuantitativos observados en entornos clínicos son consistentes con las narrativas de los pacientes. La disminución de los niveles de HbA1c, la pérdida de peso y la mejora de los marcadores cardiovasculares proporcionan una confirmación cuantificable de los efectos transformadores de vidas descritos por los pacientes.

Comprensión completa: la combinación de datos e historias permite una evaluación integral de la influencia de Ozempic. Las historias de los pacientes mejoran la narrativa general al brindar profundidad, contexto y un toque humano, mientras que las medidas clínicas brindan un marco organizado para la evaluación.

Obstáculos y puntos de reflexión en las historias de pacientes

Perspectivas diversas: es importante reconocer la variedad de experiencias de los pacientes. Debido a que cada persona navega por Ozempic en el contexto de su propia vida, los proveedores de atención médica pueden abordar los programas de tratamiento teniendo en cuenta las necesidades de cada paciente porque son conscientes de esta variabilidad.

Competencia cultural en la atención médica: los testimonios de los pacientes demuestran la importancia de la competencia cultural en la atención médica. La creación de programas de tratamiento que tengan en cuenta las costumbres y creencias culturales mejora la participación del paciente y promueve un enfoque más inclusivo para el control de la diabetes.

Más allá de Ozempic: una continuidad de la atención extendida

Integración en la atención integral de la diabetes: la integración de Ozempic en una estrategia integral de atención de la diabetes se destaca en las historias de los pacientes. La medicación pasa a formar parte de un plan más amplio que también implica comunicación constante con especialistas de la salud, cambios en el estilo de vida y seguimiento de rutina.

Investigación e innovación sostenidas: las experiencias de los pacientes resaltan la necesidad de investigación e innovación continuas en el tratamiento de la diabetes. La naturaleza dinámica de la atención de la diabetes requiere esfuerzos continuos para mejorar el acceso a la atención, abordar las demandas no satisfechas y mejorar la experiencia del paciente cuando usa medicamentos como Ozempic.

Historia del paciente Tela decorativa

En resumen, la historia de Ozempic va más allá del entorno clínico y crea un tapiz de experiencias e historias de pacientes que resaltan los efectos complejos de este AR GLP-1. Los aspectos cualitativos de las historias de los pacientes, que van más allá de las medidas cuantitativas de control glucémico y resultados cardiovasculares, brindan una comprensión profunda del proceso de cambio de vida de las personas que usan Ozempic para controlar su diabetes. Esta investigación ofrece evidencia de esfuerzos cooperativos entre profesionales de la salud, pacientes y sistemas de apoyo para negociar la complejidad de la diabetes y crear una historia de resiliencia, autodeterminación y esperanza de un futuro más saludable.

Capítulo 7

Mejora de los regímenes terapéuticos: integración de Ozempic con modificaciones del estilo de vida

Mejorar los regímenes de tratamiento para las personas con diabetes requiere una estrategia multifacética que vaya más allá de los medicamentos recetados. Esta investigación explora los efectos cooperativos de las modificaciones del estilo de vida y el agonista del receptor GLP-1 Ozempic, destacando los diversos enfoques que los consumidores y los profesionales de la salud podrían utilizar para lograr un tratamiento integral de la diabetes.

Los fundamentos del control de la diabetes

Reconozca la complejidad de la diabetes: la predisposición genética, las elecciones de estilo de vida y los factores ambientales son sólo algunas de las muchas variables que contribuyen a este complejo trastorno llamado diabetes. Identificar esta complejidad es el primer paso hacia la creación de programas de tratamiento individualizados y eficaces.

La función de los medicamentos en el control del azúcar en sangre es vital y Ozempic es uno de ellos. Como AR GLP-1, ozempic afecta la secreción de insulina, la regulación del glucagón y el vaciado del estómago, proporcionando un método integral de control del azúcar en sangre.

Factores del estilo de vida en el control de la diabetes: los resultados de la diabetes están muy influenciados por factores del estilo de vida, incluida la nutrición, el ejercicio, los hábitos de sueño y la reducción del estrés. La eficacia general del control de la diabetes aumenta cuando los regímenes farmacéuticos se combinan con modificaciones en el estilo de vida.

Colaboración Ozempic y Lifestyle

Mecanismo de acción de Ozempic: la mejora de las estrategias de tratamiento comienza con la comprensión de cómo funciona Ozempic. Ozempic modula el control del azúcar en sangre posprandial, controla el glucagón y aumenta la producción de insulina. Gracias a su mecanismo especial, puede ser una herramienta útil en planes de tratamiento individualizados.

Beneficios de control de peso de Ozempic: Además del control del azúcar en sangre, Ozempic tiene beneficios de control de peso. Dado el efecto del peso sobre la sensibilidad a la insulina, el uso de su capacidad para fomentar la pérdida de peso puede incluirse en los regímenes de tratamiento generales.

Acción complementaria con cambios en el estilo de vida: Las acciones complementarias y los cambios en el estilo de vida de Ozempic demuestran su sinergia. Si bien los cambios en el estilo de vida se centran en problemas de salud más amplios, Ozempic ofrece asistencia específica para el control del peso y el azúcar en sangre.

Técnicas nutricionales

Importancia de una dieta equilibrada: El cuidado de la diabetes depende principalmente de la alimentación. La incorporación de una variedad de alimentos ricos en nutrientes en comidas bien equilibradas promueve la salud general y ayuda a regular el azúcar en sangre.

Educación sobre el índice glucémico y el conteo de carbohidratos: brindar a las personas conocimientos sobre el índice glucémico y el conteo de carbohidratos les permite tomar decisiones dietéticas informadas. Una mejor comprensión de los efectos de diversos alimentos sobre el azúcar en sangre conduce a un mejor control del azúcar en sangre.

Horario de las comidas y control de las porciones: Los niveles estables de azúcar en sangre son el resultado tanto del horario de las comidas como del control de las porciones. Las preferencias y estilos de vida individuales pueden adaptarse mediante el uso de estrategias como comer comidas más pequeñas y más frecuentes.

Asesoramiento nutricional y planificación de comidas: El asesoramiento nutricional y la planificación de comidas personalizados se brindan a través de esfuerzos cooperativos con dietistas y nutricionistas certificados. El éxito y el cumplimiento a largo plazo mejoran cuando el asesoramiento dietético se personaliza para tener en cuenta las preferencias individuales y los factores culturales.

Integración de la actividad física.

El papel crucial del ejercicio en el control de la diabetes: el ejercicio ayuda a controlar la diabetes al mejorar la sensibilidad a la insulina, controlar el peso y mejorar la salud cardiovascular. La optimización de las estrategias de tratamiento requiere promover la actividad regular.

Personalización de programas de ejercicio: Es importante tener en cuenta las preferencias y capacidades físicas de cada persona a la hora de crear programas de ejercicio personalizados. Las rutinas personalizadas conducen a un mejor agarre y una durabilidad a más largo plazo.

Entrenamiento aeróbico y de resistencia: al combinar el entrenamiento de resistencia con ejercicios aeróbicos como andar en bicicleta o caminar, uno puede mejorar su condición física general y su salud metabólica. Un enfoque holístico del tratamiento de la diabetes se beneficia de la integración de múltiples modalidades de ejercicio.

Incluir la actividad física en la vida diaria: alentar a las personas a incluir la actividad física en su agenda diaria crea una estrategia sostenible y accesible. Las actividades físicas básicas como la jardinería, caminar y usar escaleras mejoran la salud metabólica y la movilidad general.

Optimizar el sueño

Efecto del sueño sobre el control de la glucemia: El control de la glucemia se ve influenciado significativamente por un sueño suficiente y reparador. Los hábitos de sueño inadecuados pueden afectar la sensibilidad a la insulina y exacerbar las anomalías del azúcar en sangre.

Prácticas de higiene del sueño: Proporcionar a las personas información sobre buenas prácticas de higiene del sueño, como hábitos de sueño regulares, un ambiente cómodo para dormir y reducción del estrés, les ayuda a dormir lo mejor posible. Atender los problemas del sueño es un enfoque complementario al control general de la diabetes.

Técnicas de manejo del estrés.

La interacción del estrés y el azúcar en sangre: el estrés tiene un efecto sobre el azúcar en sangre, lo que dificulta el control de la diabetes. Incorporar técnicas de manejo del estrés es esencial para mejorar el bienestar general.

Técnicas de mindfulness y relajación: Las personas pueden controlar mejor sus niveles de estrés practicando ejercicios de mindfulness, meditación y técnicas de relajación. Estos métodos mejoran el bienestar mental y emocional, lo que tiene un impacto beneficioso en los resultados de la diabetes.

Asesoramiento y apoyo psicosocial: Es esencial reconocer las dimensiones psicosociales de la diabetes. Los servicios de asesoramiento y apoyo psicosocial proporcionan a las personas mecanismos de afrontamiento en situaciones estresantes, lo que promueve la resiliencia y la salud mental.

Empoderamiento y educación del paciente

Tome decisiones informadas: un elemento clave para optimizar el plan de tratamiento es la educación del paciente. Alentar a las personas a tomar decisiones informadas sobre su salud significa brindarles información detallada sobre Ozempic, las técnicas de control de la diabetes y las razones detrás de los cambios en el estilo de vida.

Establecer objetivos alcanzables y razonables: trabajar juntos para establecer objetivos alcanzables y razonables garantiza que los pacientes sigan sus regímenes de tratamiento. Honrar los logros, por pequeños que sean, genera motivación y una sensación de logro.

Aprendizaje y adaptación constantes: el control de la diabetes es un proceso dinámico que requiere aprendizaje y adaptación constantes. Una formación y un apoyo suficientes y continuos garantizan que las personas tengan los conocimientos necesarios para afrontar el cambiante entorno sanitario.

Observación y seguimiento constantes

Control frecuente de la glucosa en sangre: el control regular de la glucosa en sangre proporciona información importante sobre la eficacia de los enfoques de tratamiento. Permite cambios rápidos en las opciones de estilo de vida, regímenes de medicación y atención personalizada.

Planes de seguimiento a medida: Establecer planes de seguimiento personalizados según las necesidades de cada individuo garantiza una asistencia y observación periódica. Los controles frecuentes brindan oportunidades para resolver problemas, recompensar el buen comportamiento y modificar los regímenes de tratamiento.

Cooperación entre profesionales de la salud.

Equipos de atención interdisciplinaria: se proporciona un enfoque holístico a través de la atención colaborativa que incluye proveedores de atención médica de muchas especialidades. Juntos, endocrinólogos, médicos de atención primaria, dietistas, enfermeras y especialistas en salud mental abordan las complejas cuestiones relacionadas con la atención de la diabetes.

Conferencias de casos frecuentes: las conferencias de casos frecuentes permiten a los profesionales de la salud compartir conocimientos y perspectivas. Este enfoque cooperativo garantiza que se consideren todas las facetas de la salud de una persona, lo que da como resultado regímenes de tratamiento más eficaces y personalizados.

Obstáculos y puntos a considerar

Variabilidad individual: Es fundamental reconocer que las personas difieren entre sí. Los planes de tratamiento deben personalizarse para tener en cuenta una variedad de preferencias, normas culturales, circunstancias socioeconómicas y prioridades de salud.

Desafíos del cambio de comportamiento: Cambiar el comportamiento es un proceso difícil que requiere superar barreras psicológicas, presiones culturales y hábitos. Comprender las barreras que enfrentan las personas al establecer nuevas rutinas ayuda a crear estrategias de tratamiento que sean prácticas y sostenibles.

Perspectivas de futuro: innovación y atención a medida

Avances en la tecnología de la diabetes: Los continuos desarrollos en la tecnología de la diabetes, como la monitorización continua de glucosa (MCG) y las plumas de insulina inteligentes, presentan nuevas posibilidades para la atención individualizada. La integración de estas tecnologías en los programas de tratamiento mejora la precisión del control de la diabetes y el seguimiento en tiempo real.

Estrategias farmacéuticas personalizadas: en el futuro se utilizarán cada vez más estrategias farmacéuticas personalizadas en el tratamiento de la diabetes. Es posible optimizar los resultados del tratamiento personalizando la medicina en función de factores del estilo de vida, perfiles genéticos y ciertos subtipos de diabetes.

En conclusión, tratar la diabetes de forma integral

En resumen, optimizar los programas de tratamiento para pacientes con diabetes requiere una estrategia integral que combine modificaciones personalizadas en el estilo de vida con los beneficios terapéuticos de medicamentos como Ozempic. Ozempic y los ajustes en el estilo de vida trabajan juntos para abordar los aspectos complejos de la diabetes, que incluyen el control del peso, la salud cardiovascular y el bienestar general, además del control del azúcar en sangre. Centrarse en métodos personalizados, basados en equipos y holísticos es fundamental para optimizar los regímenes de tratamiento y permitir que las personas vivan vidas más largas y saludables mientras controlan su diabetes a medida que el campo del cuidado de la diabetes continúa evolucionando.

Capítulo 8

Fronteras futuras: estudios continuos y posibles avances

Examinar los avances potenciales y las direcciones futuras en la investigación de la diabetes abre nuevas oportunidades para la innovación y los avances que podrían revolucionar la forma en que se brinda la atención de la diabetes. En esta encuesta, examinamos proyectos de investigación actuales, avances tecnológicos de vanguardia y posibles innovaciones que podrían influir en la atención de la diabetes en el futuro.

Evolución de la monitorización continua de glucosa (MCG)

Estado actual de la MCG: al proporcionar datos de glucosa en sangre en tiempo real, la monitorización continua de la glucosa o MCG ha cambiado por completo la forma en que se atiende a las personas con diabetes. La gestión de la glucosa en sangre mejora con la precisión mejorada y las funciones fáciles de usar de los sistemas CGM actuales.

Tecnología de sensores mejorada: para que los sistemas CGM sean aún más precisos, confiables y mínimamente intrusivos, la investigación en curso se centra en mejorar la tecnología de sensores. Sensores más pequeños, períodos de uso más prolongados y mayor precisión en la medición de la glucosa son algunos ejemplos de posibles innovaciones.

Integración con sistemas de administración de insulina: los avances futuros implican la creación de sistemas de circuito cerrado o tecnologías de páncreas artificial mediante la integración de CGM con sistemas de administración de insulina. Esta sinergia mejora aún más el control glucémico al permitir cambios automatizados en la administración de insulina basados en lecturas de glucosa en tiempo real.

Métodos en medicina de precisión.

Perfiles genéticos para una atención personalizada: los avances en la investigación genética están abriendo la puerta a estrategias de medicina personalizada para el tratamiento de la diabetes. Al utilizar perfiles genéticos, los profesionales de la salud pueden personalizar los regímenes de tratamiento en función de las predisposiciones genéticas del paciente, lo que da como resultado las mejores opciones de medicamentos y dosis posibles.

Farmacogenómica de los medicamentos para la diabetes: la investigación sobre cómo interactúan la genética y la respuesta a los medicamentos para la diabetes es un área en rápido desarrollo. La farmacogenómica puede ayudar a los profesionales sanitarios a elegir los mejores medicamentos para cada paciente, reduciendo así los efectos secundarios y mejorando los resultados del tratamiento.

Aprendizaje automático e inteligencia artificial (IA)

Modelado predictivo y análisis de datos: los conjuntos de datos a gran escala producidos por las soluciones de control de la diabetes se analizan cada vez más mediante técnicas de inteligencia artificial y aprendizaje automático. Al anticipar las tendencias en los niveles de azúcar en sangre, estos dispositivos ayudan a los pacientes y a los profesionales sanitarios a cambiar de forma proactiva los regímenes de tratamiento para evitar fluctuaciones.

Recomendaciones de tratamiento personalizadas: los sistemas basados en IA pueden proporcionar sugerencias de tratamiento personalizadas basadas en los hábitos, el estilo de vida y la respuesta a los medicamentos de una persona. Esta estrategia personalizada puede aumentar significativamente la eficacia de las estrategias de control de la diabetes.

Mecanismos inteligentes de administración de insulina y fármacos.

Formulaciones para insulina sensible: la investigación para crear formulaciones de insulina inteligentes que respondan dinámicamente a los niveles de glucosa aún está en curso. Al parecerse más a la liberación fisiológica de insulina, estas formulaciones buscan mejorar el control glucémico al tiempo que reducen el riesgo de hipoglucemia.

Dispositivos avanzados de administración de medicamentos: para mejorar la administración de medicamentos, los futuros dispositivos de administración de medicamentos podrían incorporar tecnologías inteligentes. Un enfoque más preciso y centrado en el paciente podría ser posible mediante dispositivos implantables o portátiles con sensores que liberen insulina u otros medicamentos en respuesta a datos de glucosa en tiempo real.

Salud metabólica y microbioma intestinal

Comprender el eje intestino-cerebro: la investigación sobre la compleja relación entre la salud metabólica y la microbiota intestinal está en constante crecimiento. El estudio del eje intestino-cerebro podría proporcionar nuevos conocimientos sobre cómo la microbiota afecta el metabolismo de la glucosa y posibles formas de modificar esta relación.

Probióticos y prebióticos para el control de la diabetes: se están estudiando los beneficios potenciales de los probióticos y prebióticos para mantener la salud metabólica. El objetivo de la investigación es aclarar cómo estas terapias pueden beneficiar la flora intestinal y allanar el camino para nuevas opciones de tratamiento de la diabetes.

Terapéuticas con células beta y medicina regenerativa

Avances en el reemplazo de células beta: el campo de la medicina regenerativa presenta oportunidades para crear terapias que reemplacen las células beta. Para tratar la diabetes tipo 1 o las formas graves de diabetes tipo 2, los investigadores están estudiando formas de reparar o regenerar las células beta dañadas.

La investigación de terapias con células madre es un área de interés importante en el campo de la medicina regenerativa. Utilizando la capacidad regenerativa de las células madre, se espera reemplazar las células beta dañadas y tratar la causa subyacente de la escasez de insulina en la diabetes.

Uso de nanotecnología para el tratamiento y seguimiento de la diabetes

Nanopartículas en el control de la glucosa: existen formas de mejorar el control de la glucosa utilizando nanotecnología. Es posible diseñar nanopartículas para que interactúen con moléculas de glucosa para producir datos altamente sensibles en tiempo real. Esta estrategia podría conducir a dispositivos de control de glucosa menos intrusivos y más precisos.

Administración de insulina mediante nanoencapsulación: el desarrollo de técnicas de nanoencapsulación es posible gracias a la nanotecnología. La terapia con insulina puede ser más eficaz si se libera de forma controlada a partir de portadores de tamaño nanométrico y se protege de la degradación.

Monitoreo remoto y telesalud

Expansión de los servicios de telesalud: el campo de la telesalud ha ganado popularidad, especialmente en relación con el tratamiento de la diabetes. Las iniciativas actuales se centran en ampliar el alcance de los servicios de telesalud para incluir el control continuo de la glucosa, la educación virtual sobre la diabetes y las consultas remotas.

Tecnología portátil y dispositivos de monitoreo remoto: La tecnología portátil con capacidades de monitoreo continuo se está convirtiendo en un componente clave del manejo remoto de la diabetes. Los profesionales de la salud pueden obtener datos en tiempo real e intervenir rápidamente utilizando estos dispositivos.

Atención centrada en el paciente en relación con consideraciones éticas.

Seguridad y privacidad de los datos: proteger la privacidad y la seguridad de los datos de los pacientes se vuelve esencial a medida que la tecnología se integra cada vez más en el control de la diabetes. Preservar la confianza de los ciudadanos en el entorno sanitario digital y proteger la información sanitaria privada son las dos principales preocupaciones éticas.

Acceso equitativo a los avances tecnológicos: Es esencial abordar las desigualdades en la disponibilidad de tecnologías de vanguardia para la diabetes. Las mejoras futuras deben priorizar los costos y la distribución equitativa para garantizar que todos puedan beneficiarse de los avances tecnológicos en el cuidado de la diabetes, independientemente de su situación financiera.

Intervenciones conductuales combinadas con empoderamiento del paciente

Integración de las ciencias del comportamiento: Es esencial reconocer los componentes conductuales del cuidado de la diabetes. En el futuro, las terapias destinadas a abordar cuestiones de adherencia, ajuste del estilo de vida y los efectos psicológicos de la diabetes pueden incorporar más principios de la ciencia del comportamiento.

Técnicas basadas en gamificación y incentivos: para alentar a las personas en su proceso de control de la diabetes, se están estudiando técnicas basadas en gamificación y incentivos. Estas tácticas utilizan la tecnología para desarrollar plataformas atractivas que promuevan un comportamiento constructivo y una sensación de logro.

Aspectos ambientales y de estilo de vida.

Planificación urbana e integración del estilo de vida: estudios adicionales podrían examinar cómo la planificación urbana afecta las variables del estilo de vida asociadas con la diabetes. Crear espacios que fomenten el movimiento, el fácil acceso a alimentos saludables y el bienestar general puede ayudar a prevenir y tratar la diabetes.

Medicina culinaria y educación nutricional: la medicina culinaria es una especialidad emergente que integra la educación nutricional en el tratamiento médico. Al combinar la experiencia culinaria y el conocimiento nutricional con el tratamiento de la diabetes, las personas pueden elegir mejores alimentos y desarrollar estilos de vida sostenibles.

Asociaciones internacionales y redes de investigación.

Colaboraciones de investigación internacionales: las redes y colaboraciones de investigación internacionales son esenciales para el futuro de la investigación sobre la diabetes. Trabajar juntos facilita el intercambio de conocimientos, información y diferentes puntos de vista, lo que mejora nuestra comprensión de la diabetes y cómo controlarla.

Estudios de eficacia en el mundo real: estos estudios son cada vez más importantes y van más allá de los ensayos clínicos. Estos estudios evalúan los efectos de las intervenciones contra la diabetes en diversos entornos y datos demográficos, proporcionando información importante sobre cómo se utilizan realmente los tratamientos y la tecnología en entornos del mundo real.

El estado de la normativa y la adopción de la innovación

Simplificar los procedimientos regulatorios: la rápida adopción de innovaciones en el cuidado de la diabetes depende de un entorno regulatorio simplificado. Al evaluar la eficacia y seguridad de nuevas tecnologías y terapias, los reguladores desempeñan un papel fundamental a la hora de determinar qué pacientes y proveedores de atención sanitaria tienen acceso a ellas.

Defensa y empoderamiento del paciente en las decisiones regulatorias: en el futuro, las organizaciones de defensa del paciente pueden participar con mayor frecuencia en los procesos de toma de decisiones regulatorias. Se están realizando innovaciones para satisfacer mejor las necesidades y preferencias de las personas con diabetes cuando se tiene en cuenta la perspectiva del paciente.

Consideraciones éticas de la investigación y el desarrollo.

Transparencia y consentimiento informado: La transparencia y el consentimiento informado son factores éticos importantes en la investigación de la diabetes. Para promover una cultura de apertura y confianza, los participantes del estudio deben estar bien informados sobre los propósitos, posibles peligros y beneficios de las encuestas.

Equidad en la participación en la investigación: Es imperativo garantizar la equidad en la participación en la investigación. Para proporcionar resultados que sean útiles para una amplia gama de personas, las iniciativas futuras deben apuntar a involucrar a poblaciones diversas que representen una variedad de razas, orígenes socioeconómicos y áreas geográficas.

En conclusión, navega por el horizonte de posibilidades.

El futuro de la investigación sobre la diabetes y sus posibles avances nos depara muchas oportunidades. El futuro de la atención de la diabetes es dinámico y diverso, y abarca todo, desde técnicas de medicina de precisión y tecnologías de vanguardia hasta la integración de las ciencias del comportamiento y las cuestiones éticas. El objetivo general de este viaje, emprendido por investigadores, profesionales de la salud y personas con diabetes, sigue siendo muy claro: cambiar la forma en que se gestiona la diabetes, mejorar las vidas de quienes la padecen y, en última instancia, ayudar a crear un futuro en el que La diabetes no sólo se trata, sino que también se previene y se cura.

Capítulo 9

Perspectivas de los profesionales de la salud: comprender la integración olímpica

Las revisiones de los profesionales de la salud sobre la integración de Ozempic ofrecen información valiosa sobre la función, la eficacia, los daños y las implicaciones del producto para el cuidado de la diabetes. Para arrojar luz sobre sus experiencias y observaciones sobre la integración de Ozempic en el tratamiento de la diabetes, esta exploración explora las perspectivas de los profesionales de la salud, incluidos endocrinólogos, médicos de atención primaria, educadores en diabetes y enfermeras.

Comprender el mecanismo de acción de Ozempic

Opiniones de los endocrinólogos sobre la clase más amplia de agonistas del receptor GLP-1: como expertos en cuestiones hormonales, los endocrinólogos brindan información sobre la clase de agonistas del receptor GLP-1. Comprender el mecanismo de acción común a los medicamentos de esta categoría, como Ozempic, sienta las bases para tomar decisiones informadas sobre el control de la diabetes.

El método que utilizan los médicos de atención primaria para recetar Ozempic: Los médicos de atención primaria son esenciales en el tratamiento de la diabetes porque a menudo son los primeros en atender a los pacientes con la enfermedad. Las perspectivas de los médicos de atención primaria resaltan los factores que consideran al recetar Ozempic, sopesando los beneficios del medicamento frente a los posibles daños en el contexto más amplio de la atención al paciente.

La importancia de los educadores en diabetes en la educación del paciente: Los educadores en diabetes son esenciales para el empoderamiento y la educación del paciente. Sus observaciones proporcionan información sobre las tácticas utilizadas para mejorar la comprensión de los pacientes sobre Ozempic, cómo funciona y la importancia de seguir el tratamiento recomendado.

Practicidad y resultados médicos.

Opiniones de los endocrinólogos sobre la investigación de la eficacia: los endocrinólogos ofrecen perspectivas valiosas sobre cómo ven la investigación de la eficacia de Ozempic. Sus perspectivas sobre los ensayos clínicos, los datos empíricos y los resultados de los pacientes proporcionan una comprensión profunda del desempeño de Ozempic en muchos entornos.

Observaciones de los médicos de atención primaria sobre el control glucémico: Los médicos de atención primaria analizan cómo Ozempic afecta el control glucémico en su grupo de pacientes. Las experiencias prácticas y las respuestas individuales de los receptores de Ozempic constituyen marcadores importantes de la eficacia del fármaco en la práctica terapéutica estándar.

Iniciativas dirigidas por enfermeras para monitorear los resultados clínicos: como miembros esenciales del equipo de atención médica, las enfermeras a menudo toman la iniciativa en el monitoreo activo de los resultados clínicos. Las perspectivas de las enfermeras informan sus esfuerzos para monitorear el progreso de los pacientes, abordar los problemas y cooperar con otros especialistas médicos para maximizar la influencia de Ozempic en el control del azúcar en sangre.

Selección de pacientes y programas de tratamiento personalizados.

Criterios para que los endocrinólogos prescriban Ozempic: los endocrinólogos analizan los factores que consideran al elegir qué pacientes podrían beneficiarse más de Ozempic. Comprender los aspectos sutiles de la selección de pacientes ayuda a aclarar la estrategia personalizada utilizada para integrar Ozempic en los regímenes de tratamiento de la diabetes.

Perspectiva de los médicos de atención primaria sobre la individualización: Los médicos de atención primaria enfatizan el valor de los regímenes de tratamiento personalizados. Sus puntos de vista sobre la personalización de las recetas de Ozempic para satisfacer los requisitos, preferencias y condiciones coexistentes particulares de cada paciente resaltan la necesidad de un enfoque del tratamiento de la diabetes centrado en el paciente.

La función de los educadores en diabetes en la atención centrada en el paciente: Los educadores en diabetes brindan información sobre cómo pueden apoyar la atención centrada en el paciente. Sus perspectivas sobre la toma de decisiones cooperativa, la educación del paciente y el tratamiento de cuestiones específicas conducen a una comprensión holística de cómo la integración de Ozempic encaja con los objetivos del tratamiento individualizado.

Obstáculos y enfoques en la integración Ozempic

Opiniones de los endocrinólogos sobre el manejo de los efectos secundarios de Ozempic: los endocrinólogos comparten sus enfoques para el manejo de los efectos secundarios. Una comprensión profunda de la integración de Ozempic requiere comprender cómo los proveedores de atención médica superan las barreras, abordan las inquietudes de los pacientes y maximizan la adherencia.

Estrategias de los médicos de atención primaria para fomentar la adherencia del paciente: Los médicos de atención primaria comparten cómo ayudaron a los pacientes a cumplir con Ozempic. Se brindan perspectivas prácticas sobre la integración de Ozempic a través de información sobre tácticas para promover la adherencia, superar barreras y fomentar ajustes en el estilo de vida.

El papel de las enfermeras en la educación y el apoyo al paciente: a lo largo del recorrido terapéutico del paciente, las enfermeras son esenciales. Su comprensión de la educación del paciente, el apoyo emocional y las técnicas de resolución de problemas proporciona una perspectiva integral sobre el complejo papel que desempeñan los proveedores de atención médica en la integración olímpica.

Colaboración interprofesional y métodos multidisciplinarios.

Los endocrinólogos y los médicos de atención primaria trabajan juntos: cuando se trata del tratamiento de la diabetes, los endocrinólogos y los médicos de atención primaria trabajan en estrecha colaboración. La dinámica de un enfoque colaborativo en la integración olímpica se revela en sus puntos de vista sobre la toma de decisiones conjunta, las tácticas de comunicación y la división de tareas.

Colaboración entre educadores en diabetes y médicos de atención primaria: en la atención al paciente, colaboran los médicos de atención primaria y los educadores en diabetes. Se puede obtener una visión general de sus esfuerzos coordinados para maximizar la integración de Ozempic en el marco más amplio del tratamiento de la diabetes examinando su comunicación, objetivos comunes y proyectos cooperativos.

Colaboración entre enfermeras y médicos de atención primaria: Para garantizar la continuidad de la atención, las enfermeras trabajan en colaboración con endocrinólogos y médicos de atención primaria. Sus perspectivas sobre las líneas de comunicación, la delegación de tareas y la integración de habilidades de enfermería contribuyen a una comprensión profunda de la estrategia de integración multidisciplinaria de Ozempic.

Empoderamiento y educación del paciente

Estrategias de educación del paciente de los endocrinólogos: los endocrinólogos explican cómo enseñan Ozempic a los pacientes. Comprender los puntos clave, los recursos educativos y las estrategias de comunicación enfatiza la importancia del empoderamiento del paciente a través de una educación en profundidad.

Empoderamiento del paciente por parte de los médicos de atención primaria: Los médicos de atención primaria enfatizan la necesidad de permitir que los pacientes asuman un papel activo en el cuidado de su diabetes. Comprender cómo se comunican, responden a los problemas y fomentan el trabajo en equipo resalta la importancia del empoderamiento del paciente en la integración de Ozempic.

Impacto de los educadores en diabetes en la comprensión del paciente: Los educadores en diabetes brindan su perspectiva sobre cómo los pacientes entienden Ozempic. Sus perspectivas sobre las intervenciones educativas permiten una comprensión más matizada de la función de la educación del paciente en la integración de Ozempic, disipando conceptos erróneos y fomentando la comunicación abierta.

Experiencias y comentarios reales de los pacientes

Notas de los endocrinólogos sobre los resultados de los pacientes: Los endocrinólogos brindan su perspectiva sobre los resultados de los pacientes con Ozempic. El conocimiento de cómo Ozempic afecta a las personas con diabetes en la práctica se ve facilitado por relatos de primera mano de experiencias, obstáculos encontrados y triunfos.

Comentarios del médico de atención primaria sobre el progreso del paciente: los médicos de atención primaria brindan comentarios sobre el progreso de los pacientes que usan Ozempic. Sus observaciones de los efectos sobre el control glucémico, el bienestar general y el estilo de vida ofrecen información sobre cómo la integración de Ozempic se manifiesta de manera práctica en la práctica clínica diaria.

Opiniones de las enfermeras sobre el cumplimiento del paciente y las modificaciones del estilo de vida: las enfermeras analizan el cumplimiento del paciente y las modificaciones del estilo de vida relacionadas con Ozempic. Sus observaciones sobre los cambios en el estilo de vida, las tácticas para mejorar la adherencia y la comprensión de los desafíos de los pacientes proporcionan una imagen completa de los efectos prácticos de la integración de Ozempic.

Itinerarios prospectivos y enfoques cambiantes

Los endocrinólogos esperan avances futuros en el campo de los antagonistas del receptor de GLP-1: Los endocrinólogos esperan avances futuros en el campo de los agonistas del receptor de GLP-1. Su comprensión de los posibles avances, formulaciones creativas y enfoques cambiantes para el cuidado de la diabetes resalta la naturaleza fluida de la integración de Ozempic en el entorno más amplio.

Expectativas de los médicos de atención primaria sobre las innovaciones terapéuticas: Los médicos de atención primaria analizan lo que esperan ver en términos de nuevos desarrollos en el tratamiento de la diabetes en el futuro. Las perspectivas sobre el desarrollo de fármacos, los métodos de administración y las estrategias de integración resaltan los estándares en evolución para la integración de Ozempic y la atención de la diabetes.

Aceptación de las innovaciones tecnológicas por parte de los educadores en diabetes: Los educadores en diabetes explican cómo han adoptado las innovaciones tecnológicas en la educación del paciente. Como parte de la integración de Ozempic, los conocimientos sobre la integración de herramientas digitales, telemedicina y plataformas interactivas muestran cómo está evolucionando la educación y el apoyo al paciente.

Conclusión: Integración de los puntos de vista de los profesionales de la salud.

En resumen, las perspectivas de los profesionales de la salud con respecto a la integración de Ozempic brindan una comprensión integral de su función en el control de la diabetes. Juntas, las perspectivas de endocrinólogos, médicos generales, educadores en diabetes y enfermeras brindan una imagen integral de los problemas, desafíos, logros y aspiraciones para el futuro relacionados con la integración de Ozempic. La convergencia de estas perspectivas mejora nuestra comprensión de cómo se integra Ozempic en la atención de la diabetes, lo que afecta los resultados de los pacientes, las prácticas y el desarrollo continuo de enfoques para el control de la diabetes.

Capítulo 10

Todo lo que necesitas saber antes de usar Ozempic

El uso de Ozempic implica un proceso complejo que tiene en cuenta una serie de factores, incluido el modo de acción, los posibles beneficios, los efectos secundarios típicos, las preocupaciones sobre el estilo de vida y los impactos a largo plazo. Saber qué esperar de Ozempic brinda a las personas información importante, lo que les permite desempeñar un papel activo en el cuidado de su diabetes y tomar decisiones informadas. Aquí, exploramos las principales cosas que la gente debe esperar al viajar a Ozempics.

1. Descripción general de Ozempic: comprensión de los fundamentos

Ozempic, a menudo llamado semaglutida, es un miembro de la clase de fármacos agonistas del receptor del péptido 1 similar al glucagón (GLP-1RA). Está especialmente destinado a ayudar a las personas con diabetes tipo 2 a controlar sus niveles de azúcar en sangre. El fármaco actúa imitando los efectos de la hormona endógena GLP-1, que disminuye la síntesis de glucagón, aumenta la liberación de insulina y ralentiza el vaciado del estómago. Comprender este mecanismo básico es esencial para comprender el papel de Ozempic en el control glucémico.

2. Iniciar terapia: trabajar con expertos médicos para tomar decisiones.

La elección de un plan Ozempic normalmente comienza con un proceso de toma de decisiones conjunta entre los pacientes y sus proveedores médicos. Los especialistas en diabetes, como los endocrinólogos o los médicos de atención primaria, evalúan una serie de criterios, como el historial médico del paciente, la medicación actual, el estilo de vida y los objetivos del tratamiento. Determinan juntos si es apropiado agregar Ozempic al régimen de tratamiento de la diabetes de la persona.

3. Inicio y titulación de la medicación: estrategias de intervención adaptadas

Ozempic se inicia con frecuencia con una dosis más baja para reducir el riesgo de efectos secundarios y la dosis se aumenta gradualmente con el tiempo. La titulación regular promueve un control ideal de la glucosa en sangre y permite que los pacientes se acostumbren a la medicación. Cualquiera que comience a tomar Ozempic debe conocer el régimen de dosificación y cualquier cambio que pueda ser necesario durante las primeras etapas.

4. Modo de acción de Ozempic: cómo actúa en el organismo

Ozempic actúa afectando el metabolismo de la glucosa de varias maneras importantes. Disminuye la síntesis de glucagón, que aumenta el azúcar en sangre, ralentiza el vaciado del estómago y estimula al páncreas a liberar insulina en respuesta a un nivel alto de azúcar en sangre. Juntos, estos efectos ayudan a regular el azúcar en sangre y mejorar el control glucémico.

5. Manejo de la glucemia y reducción de la HbA1c: seguimiento del desarrollo

Lograr y mantener el control glucémico es uno de los objetivos clave de la terapia Ozempic. El control regular de la glucosa en sangre, que incluye mediciones posprandiales y en ayunas, arroja luz sobre la eficacia del fármaco. Los profesionales de la salud también pueden realizar un seguimiento a lo largo del tiempo de los resultados de HbA1c, que representan los niveles promedio de azúcar en sangre durante un período de meses.

6. Control de peso: efecto de Ozempic sobre el peso corporal total

Ozempic está relacionado con la pérdida de peso en un gran número de personas. Es esencial comprender los efectos sobre el peso corporal y cualquier posible cambio en el hambre. Se cree que la capacidad de Ozempic para suprimir el hambre y aumentar la sensación de saciedad es la causa del efecto de pérdida de peso, ya que conduce a una reducción en la ingesta de calorías.

7. Aspectos del estilo de vida: combinar los Juegos Olímpicos y la vida cotidiana

La planificación de comidas, el ejercicio y el estilo de vida en general son factores a considerar al incorporar Ozempic en la vida diaria. Se pueden dar a las personas consejos sobre la mejor manera de programar las inyecciones de Ozempic en relación con las comidas y otros medicamentos. Los efectos del fármaco sobre el control del peso y el azúcar en sangre se ven reforzados por cambios en el estilo de vida, incluida una dieta equilibrada y actividad física regular.

8. Efectos secundarios típicos: cómo afrontarlos y qué esperar

Como cualquier medicamento, Ozempic puede tener efectos secundarios. Durante las primeras semanas de tratamiento, las náuseas, los vómitos y la diarrea son efectos secundarios comunes. Las personas pueden controlar estos efectos secundarios siendo conscientes de que a menudo son temporales y hablando con los proveedores de atención médica sobre medidas como reprogramar las inyecciones o, si es necesario, tomar medicamentos contra las náuseas.

9. Técnicas de inyección: administración segura de Ozempic

La inyección subcutánea es el método habitual de administración de Ozempic una vez a la semana. Para prevenir reacciones en el lugar de la inyección, los profesionales de la salud ofrecen información sobre los procedimientos de inyección adecuados, incluida la rotación del lugar. Las personas reciben instrucciones sobre cómo utilizar la pluma Ozempic, que garantiza una dosificación precisa y una experiencia de inyección cómoda.

10. Presión arterial y salud del corazón: seguimiento de los signos vitales

Los proveedores de atención médica pueden controlar periódicamente la presión arterial y evaluar la salud cardiovascular como parte del control general de la diabetes. La investigación clínica ha demostrado que Ozempic aporta beneficios para el sistema cardiovascular. Una estrategia integral de control de la diabetes se beneficia de la comprensión de su impacto más amplio en la salud cardiovascular y la importancia del seguimiento continuo.

11. Visitas periódicas de seguimiento: mantener contacto con los profesionales sanitarios

Programar sesiones de seguimiento de rutina con profesionales de la salud es esencial para monitorear el progreso, resolver cualquier problema y modificar el plan de tratamiento si es necesario. Las personas pueden hablar sobre sus experiencias con Ozempic, hacer preguntas y recibir apoyo continuo durante estas sesiones.

12. Empoderamiento y educación del paciente: desarrollar habilidades de autogestión

La clave para controlar eficazmente la diabetes con Ozempic es la educación. Cuando las personas están informadas sobre el medicamento, cómo afecta al cuerpo y cómo optimizar los factores del estilo de vida, se sienten más poderosas. Con esta información, las personas pueden desempeñar un papel activo en su propia atención médica y tomar decisiones informadas.

13. Resultados a largo plazo: mantener los beneficios y adaptarse a los requisitos cambiantes

Reconocer la persistencia de los beneficios del control glucémico y el control del peso es esencial para comprender los resultados a largo plazo de Ozempic. Los proveedores de atención médica pueden revisar el plan de tratamiento en múltiples momentos a lo largo del tiempo en respuesta a las necesidades cambiantes del paciente, posibles cambios de medicación y circunstancias cambiantes del estilo de vida.

14. Posibles dificultades: manejar eventos inesperados

Aunque Ozempic produce excelentes resultados para muchas personas, es importante comprender que también pueden surgir problemas. Eventos inesperados, cambios en el estado de salud o cambios en otras recetas podrían requerir una comunicación constante con los profesionales de la salud para gestionar nuevos problemas.

15. Trabajar con un equipo médico: manejo de la diabetes en equipo

Con Ozempic, el control de la diabetes es un esfuerzo de equipo que involucra a pacientes, profesionales de la salud y sistemas de apoyo. Se fomenta un enfoque exhaustivo y de apoyo para el cuidado de la diabetes a través de una comunicación regular con profesionales de la salud, educadores en diabetes y otros miembros del equipo.

16. Esté atento a la hipoglucemia: reconozca los riesgos

Aunque Ozempic presenta un riesgo mínimo de hipoglucemia, especialmente cuando se administra solo, es importante reconocer los signos y factores de riesgo de hipoglucemia. Las personas aprenden a identificar y tratar la hipoglucemia, especialmente cuando toman Ozempic además de otros medicamentos para la diabetes.

17. Nuevos avances en investigación e innovación: seguimiento de los avances

Mantenerse actualizado con los nuevos descubrimientos y desarrollos en el campo del tratamiento de la diabetes, incluida cualquier mejora en las relaciones públicas de GLP-1, garantiza que las personas conozcan las numerosas opciones y métodos para controlar su diabetes. La interacción continua con especialistas médicos mantiene a las personas informadas sobre los avances más recientes.

18. Aspectos financieros: revisión de los programas de ayuda

Los aspectos financieros, como el precio de Ozempic y la disponibilidad de programas de apoyo, influyen en toda la experiencia. Para garantizar el acceso continuo a Ozempic sin estrés financiero indebido, se recomienda que las personas exploren opciones de asistencia financiera, programas de apoyo al paciente y cobertura de seguro.

19. Bienestar psicosocial: manejo de los aspectos emocionales de la diabetes

Atender los problemas psicosociales, como los efectos psicológicos de las enfermedades crónicas, es parte del manejo de la diabetes con Ozempic. Cuando se trata de abordar el bienestar emocional, los proveedores de atención médica pueden incorporar apoyo psicosocial, asesoramiento o derivaciones a especialistas en salud mental.

20. Defensa y participación comunitaria: establecimiento de una red de apoyo

Puede ser emocionante participar en la concientización sobre la diabetes y establecer relaciones con grupos de personas que controlan la enfermedad. La creación de una red de apoyo y el fortalecimiento de un sentido de comunidad se facilita mediante el intercambio de experiencias, sabiduría y consejos con quienes siguen caminos similares.

En conclusión, un análisis en profundidad de la experiencia Ozempic

La experiencia de trabajar con Ozempic es única y dinámica, involucra técnicas de autogestión, aprendizaje permanente y trabajo en equipo con expertos médicos. Saber qué esperar de Ozempic incluye no sólo los componentes farmacológicos del fármaco, sino también su contexto general en relación con el estilo de vida, el bienestar psicosocial y los efectos a largo plazo. Las personas pueden maximizar los beneficios de Ozempic, abordar las barreras de manera proactiva y avanzar hacia sus objetivos de tratamiento personalizados participando activamente en su proceso de control de la diabetes. Una experiencia Ozempic integral y poderosa se mejora al entablar una comunicación regular con profesionales de la salud, mantenerse informado sobre los avances en el tratamiento de la diabetes y cultivar un sentido de apoyo comunitario.

Capítulo 11

El impacto de Ozempic en el rostro.

No se sabe que el medicamento Ozempic (semaglutida), utilizado para tratar la diabetes tipo 2, tenga ningún efecto particular en la apariencia facial, al menos no empíricamente. Ozempic es un miembro de la clase de fármacos agonistas del receptor del péptido 1 similar al glucagón (GLP-1 RA) y actúa principalmente sobre el control del azúcar en sangre y el control del peso corporal.

Es esencial recordar que diferentes personas responden de manera diferente a los medicamentos y que puede haber circunstancias independientes que influyan en cómo una persona interpreta los cambios en su apariencia facial mientras usa Ozempic. Aquí hay algunas cosas en las que pensar:

1. Pérdida de peso:

Ozempic está relacionado con la pérdida de peso en un gran número de personas. Dado que una disminución de la grasa corporal puede cambiar los rasgos faciales, la pérdida de peso puede tener un efecto general en la apariencia facial. A medida que pierden peso, algunas personas pueden notar cambios en la plenitud de su rostro o una línea de la mandíbula más definida. En lugar de estar directamente relacionadas con el impacto de Ozempic en el rostro, estas alteraciones están relacionadas con la pérdida de peso general.

2. Salud e hidratación de la piel:

Mantener una hidratación adecuada es esencial para una buena salud general, que incluye una piel sana. Ciertos medicamentos o ajustes en el estilo de vida, como cambios en la dieta, pueden afectar indirectamente los niveles de hidratación. Una tez sana y una piel flexible se pueden atribuir a una hidratación suficiente. Sin embargo, cualquier influencia sobre la apariencia de la piel vendría de cambios en el estilo de vida relacionados con el uso de Ozempic y no de una manifestación directa del fármaco en la cara.

3. Efectos adversos:

Como cualquier medicamento, Ozempic puede tener efectos secundarios. Durante las primeras semanas de tratamiento son habituales los efectos secundarios gastrointestinales como náuseas, vómitos y diarrea. Puede haber consecuencias no deseadas para la salud general, incluida la salud de la piel, si estos efectos secundarios provocan ajustes en la dieta o una absorción deficiente de nutrientes.

4. Diferencias personales:

La forma en que diferentes personas responden a los medicamentos puede variar mucho. Al utilizar Ozempic, algunas personas pueden notar cambios en su bienestar general, nivel de energía o estado de ánimo; Estos efectos pueden tener un efecto indirecto sobre cómo se siente una persona acerca de su apariencia.

5. Habla con el profesional sanitario:

Es importante que alguien hable con su profesional de la salud sobre cualquier cambio inesperado en su apariencia. Es fundamental descartar posibles problemas no relacionados con Ozempic y confirmar que los cambios observados no son un signo de problemas médicos subyacentes.

En conclusión, aunque no hay evidencia concreta de que Ozempic afecte específicamente la apariencia facial, la percepción que las personas tienen de su propio rostro puede verse influenciada por variables indirectas como la pérdida de peso y cambios en la salud en general, así como por reacciones individuales. Se debe consultar a un profesional de la salud ante cualquier observación o inquietud para garantizar una comprensión completa de las circunstancias y el mejor asesoramiento.

www.ingramcontent.com/pod-product-compliance
Lightning Source LLC
Chambersburg PA
CBHW071205290526
45796CB00008B/152